PILATES AU MUR

POUR LES DÉBUTANTS

Emily Cooper

INDEX

INTRODUCTION

Le fitness est plus qu'une mode ou une tendance passagère ; c'est une approche de la vie qui favorise le bien-être physique et mental. Dans ce livre, nous allons explorer le monde du fitness et nous concentrer sur l'une de ses formes les plus efficaces et les plus gratifiantes : le Pilates. Mais avant de nous plonger dans cette discipline fascinante, il est important de comprendre ce qu'est le fitness, pourquoi il est si important et quelles sont les différentes options disponibles.

Qu'est-ce que la remise en forme ?

La remise en forme est un terme général qui englobe un large éventail d'activités visant à améliorer la santé et la condition physique. Mais il ne s'agit pas seulement d'esthétique ; la remise en forme implique l'amélioration de l'endurance, de la force, de l'équilibre et de la souplesse, ainsi que du bien-être mental. C'est un investissement dans votre santé à long terme.

La remise en forme ne se limite pas à l'entraînement dans une salle de sport ou à de longues courses ; elle peut inclure une variété d'activités telles que l'haltérophilie, le yoga, la danse, les étirements et le Pi-lates.

Ces différentes modalités permettent aux personnes de tous âges et de tous niveaux de trouver une activité qui réponde à leurs besoins et à leurs objectifs.

L'importance de la forme physique

Une vie active et un programme de remise en forme bien structuré offrent d'innombrables avantages. Voici pourquoi la remise en forme est si importante :

Amélioration de la santé physique : l'exercice régulier réduit le risque de maladies chroniques telles que le diabète, les maladies cardiaques et l'obésité.

Augmentation de l'énergie : l'activité physique augmente les niveaux d'énergie, améliorant ainsi votre capacité à faire face aux défis quotidiens.

Réduction du stress : l'entraînement physique libère des endorphines qui soulagent le stress et améliorent l'humeur.

Amélioration de la posture : certaines formes de fitness, comme le Pilates, sont particulièrement efficaces pour améliorer la posture et la conscience du corps.

Amélioration de la souplesse et de la force : le fitness agit sur des aspects clés tels que la souplesse et la force, qui sont fondamentaux pour un corps sain et fonctionnel.

Les différents types de remise en forme

Il existe de nombreuses modalités de remise en forme, chacune ayant ses propres avantages et caractéristiques. Parmi les plus populaires, citons

Le yoga : une pratique ancienne qui associe des mouvements fluides, une respiration profonde et la méditation pour améliorer la souplesse et la conscience du corps.

L'haltérophilie : axée sur le développement de la force musculaire, l'haltérophilie est idéale pour ceux qui cherchent à augmenter leur masse musculaire et leur endurance.

Aérobic : entraînement cardiovasculaire qui améliore l'endurance et favorise la perte de poids grâce à l'utilisation de mouvements rythmiques.

Pilates : Le Pilates est une discipline qui vise à améliorer la force centrale, la souplesse et l'équilibre grâce à une série d'exercices contrôlés.

Pilates : une vision plus approfondie

Le Pilates est une forme de fitness qui mérite une attention particulière.

Cette méthode se concentre sur le renforcement des muscles abdominaux, pelviens et dorsaux. L'objectif principal est de développer une base solide et stable pour le corps, tout en améliorant la flexibilité et l'équilibre.

Au cours de cet ouvrage, nous allons explorer en détail le monde du Pilates, apprendre ses bases et découvrir comment il peut contribuer à votre bien-être général. Mais avant tout, il est important de comprendre les principes de base sur lesquels repose cette discipline et comment l'intégrer efficacement à votre mode de vie.

Le Pilates n'est qu'un des nombreux moyens d'améliorer votre santé et votre bien-être. Quelle que soit la méthode de remise en forme que vous choisissez, n'oubliez pas que le premier pas est toujours le plus important. Commencez dès aujourd'hui et découvrez les avantages extraordinaires que le fitness peut apporter à votre vie.

LE PILATES

Le Pilates est une méthode d'entraînement physique et mental créée par Joseph Pilates au début du XXe siècle. Cette discipline se concentre sur le développement de la force, de la souplesse, de l'équilibre et du contrôle du corps en combinant des mouvements fluides et coordonnés avec une respiration consciente.

La méthode Pilates repose sur six principes fondamentaux :

1. Contrôle : le contrôle des mouvements est essentiel dans la méthode Pilates. Chaque exercice est exécuté avec précision et soin afin d'éviter les efforts excessifs ou les mouvements incorrects.

2. Précision : l'attention portée aux détails est un élément clé de la méthode Pilates. Chaque mouvement est exécuté avec soin pour s'assurer que les bons muscles sont activés et que le corps est correctement aligné.

3. Fluidité : les mouvements de la méthode Pilates sont fluides et harmonieux ; ils encouragent la connexion entre le corps et l'esprit, créant un flux continu et harmonieux.

4. Respiration : la respiration calme fait partie intégrante de la méthode Pilates. Une respiration contrôlée et profonde est utilisée pour favoriser la relaxation et le contrôle des mouvements.

5. Centre : la méthode Pilates se concentre sur la force et la stabilité du "centre", c'est-à-dire le centre du corps, qui comprend les abdominaux, le bas du dos, les fesses et les muscles pelviens. Cette zone est considérée comme la base du mouvement et de la stabilité du corps.

6. Concentration : la concentration est cruciale dans la méthode Pilates. Chaque exercice nécessite une concentration mentale pour activer les bons muscles et maintenir une forme correcte.

La méthode Pilates peut être pratiquée sur un tapis ou à l'aide d'équipements spéciaux tels que le "Reformer" ou le "Cadillac". Les exercices sont conçus pour faire travailler l'ensemble du corps, en développant la force, la souplesse, l'équilibre et le contrôle.

Le Pilates convient aux personnes de tout âge et de toute condition physique, car les exercices peuvent être modifiés et adaptés aux besoins individuels. Outre l'amélioration de la condition physique, la pratique du Pilates peut contribuer à réduire le stress, à améliorer la posture, à soulager les douleurs et à favoriser le bien-être général.

PILATES AU MUR

Le Pilates au mur est une variante de l'entraînement Pilates qui utilise le mur comme support pour effectuer certains exercices. Cette modalité d'exercice ajoute une nouvelle dimension à la séance d'entraînement, en fournissant un support stable pour le corps et en permettant de travailler une plus grande force et stabilité.

Voici les principaux exercices de Pilates sur le mur :

1. **Wall Roll Down**: Placez-vous dos au mur, les pieds écartés d'environ un mètre. Glissez lentement le long du mur jusqu'à ce que votre dos soit complètement soutenu. De cette position, roulez vers le bas en pliant le haut du corps, puis remontez lentement jusqu'à la position de départ.

2. **Wall Squats**: Appuyez-vous contre le mur, le dos plat, et descendez en position de squat. Gardez le dos contre le mur et assurez-vous que vos genoux sont alignés avec vos chevilles.

3. **Leg Circles**: Asseyez-vous sur le sol, un côté de votre corps contre le mur. Levez une jambe et dessinez des cercles dans l'air avec votre pied, en utilisant le mur comme support dorsal.

4. **Wall Push-ups**: Placez-vous devant le mur et tendez les bras pour les appuyer contre le mur. Fléchissez

les bras pour vous rapprocher du mur, puis repoussez-les pour revenir à la position de départ.

5. Wall Angels : Appuyez-vous contre le mur avec le dos, les fesses et les bras. Levez les bras au-dessus de la tête et descendez lentement en ramenant les bras derrière la tête tout en gardant le contact avec le mur.

Le Pilates au mur est particulièrement utile pour travailler l'alignement du corps et développer la force du haut et du bas du corps. C'est une excellente option pour ceux qui commencent à pratiquer le Pilates ou pour ceux qui veulent ajouter un nouveau défi à leur programme d'exercices.

Toutefois, avant de commencer un nouveau programme d'entraînement, il est toujours conseillé de consulter un professionnel de la condition physique ou un instructeur de Pilates pour s'assurer que les exercices sont exécutés correctement et en toute sécurité.

CHAUFFAGE

L'échauffement avant de commencer une séance de Pilates est essentiel pour préparer le corps et l'esprit à l'entraînement. Un bon échauffement permet d'augmenter la température du corps, d'améliorer la circulation sanguine et de préparer les muscles aux exercices qui seront effectués pendant la séance de Pilates.

Voici quelques conseils pour un échauffement efficace avant de commencer le Pilates :

1. **Cardio léger** : Commencez par 5 à 10 minutes d'activité cardio légère comme la marche, le jogging ou le saut à la corde pour augmenter votre rythme cardiaque et échauffer vos muscles.

2. **Étirements dynamiques** : effectuez des exercices d'étirement dynamique qui impliquent des mouvements contrôlés pour étirer et activer les principaux groupes musculaires. Par exemple, vous pouvez faire des jambes alternées, des rotations des épaules et des torsions du torse.

3. **Mobilisation de la colonne vertébrale** : pratiquez quelques exercices pour mobiliser la colonne vertébrale, tels que le "roulement vers le bas" pour étirer l'arrière du corps et détendre la région lombaire.

4. Exercices de respiration : Pendant l'échauffement, privilégiez une respiration profonde et consciente afin de préparer le diaphragme et d'améliorer l'oxygénation des muscles.

5. Expérimentez les mouvements Pilates : Vous pouvez commencer à effectuer quelques exercices Pilates de base, de faible intensité, tels que le "centrage" et le "griffage" pour activer la "centrale" et stabiliser le corps.

6. Concentration mentale : pendant l'échauffement, concentrez-vous sur le lien entre l'esprit et le corps, en vous mettant à l'écoute des sensations et des sentiments du corps.

N'oubliez pas de commencer l'échauffement lentement et d'augmenter progressivement l'intensité des exercices.
Gardez une respiration régulière et contrôlée pendant l'échauffement, en évitant les mouvements brusques ou trop forts. Un bon échauffement vous aidera à aborder votre séance de Pilates de manière sûre et efficace, réduisant ainsi le risque de blessure et améliorant votre expérience d'entraînement.

EXERCICES
DURÉE TOTALE : 10 MINUTES

Échauffement (1 minutes) :

- Marche sur le site : 20 secondes
- Étirement des mollets : 20 secondes
- Etirement des bras (avec les mains contre le mur) : 20 secondes

Wall Roll Down (2 minutes) :

- Approchez-vous du mur et placez vos mains à hauteur des épaules.
- Commencez à descendre lentement, en enroulant la colonne vertébrale vers le bas.
- Respirez profondément pendant la descente et gardez le dos droit.
- Revenez lentement à la position de départ.
- Répétez l'exercice pendant 1 minute dans les deux sens.

Wall Squats (2 minutes) :

- Appuyez votre dos contre le mur et descendez en position de squat.
- Vos genoux doivent former un angle de 90 degrés, assurez-vous qu'ils sont alignés avec vos chevilles.

- Gardez le dos contre le mur et maintenez la position pendant 30 secondes.
- Se relever lentement jusqu'à la position debout.
- Répétez l'exercice pendant 2 minutes au total, en faisant de courtes pauses si nécessaire.

Leg Circles (2 minutes) :

- Allongez-vous sur le sol, le côté tourné vers le mur, en plaçant vos jambes à angle droit contre le mur.
- Soulevez la jambe la plus proche du mur.
- Effectuez des cercles avec votre jambe, en gardant l'abdomen contracté et en contrôlant vos mouvements.
- Faites des cercles pendant 1 minute dans une direction, puis changez de direction pendant 1 minute.

Wall Push-ups (1 minutes) :

- Placez vos mains contre le mur au niveau des épaules et alignez vos pieds avec vos mains.
- Faites des pompes contre le mur en gardant le corps droit et les abdominaux contractés.
- Pousser contre le mur pour revenir à la position de départ.
- Répétez l'exercice pendant 1 minute au total.

Wall Angels (1 minute) :

- Appuyer le dos et les fesses contre le mur, fléchir légèrement les genoux.
- Levez les bras vers le haut, en gardant les coudes et les poignets en contact avec le mur.
- Effectuez de petits mouvements de bras vers le haut et vers le bas, comme des ailes.

Étirement finaux (1 minutes) :

- Flexion avant (pieds alignés, mains sur le mur et dos droit) : 30 secondes.
- Étirement des jambes (une jambe tendue contre le mur, l'autre pliée) : 30 secondes.

N'oubliez pas de faire chaque exercice calmement et en faisant attention à votre posture. Soyez à l'écoute de votre corps et ajustez-le si nécessaire. Ce programme de Pilates sur le mur vous aidera à renforcer votre corps, à améliorer votre souplesse et à travailler votre posture.

Passons maintenant en revue ces exercices à l'aide d'images pour mieux comprendre la bonne posture et les bons mouvements.

1) Wall Roll Down (2 minutes)

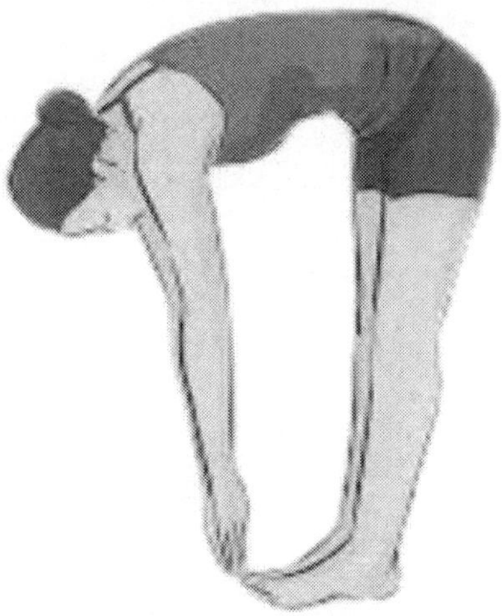

- Approchez-vous du mur et placez vos mains à hauteur des épaules.
- Commencez à descendre lentement, en enroulant la colonne vertébrale vers le bas.
- Respirez profondément pendant la descente et gardez le dos droit.
- Revenez lentement à la position de départ.
- Répétez l'exercice pendant 1 minute dans les deux sens.

2) Wall Squats (2 minutes)

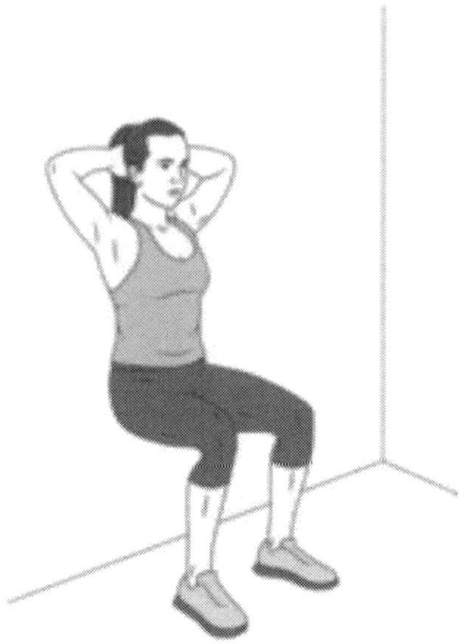

- Appuyez votre dos contre le mur et descendez en position de squat.
- Vos genoux doivent former un angle de 90 degrés, assurez-vous qu'ils sont alignés avec vos chevilles.
- Gardez le dos contre le mur et maintenez la position pendant 30 secondes.
- Se relever lentement jusqu'à la position debout.
- Répétez l'exercice pendant 2 minutes au total, en faisant de courtes pauses si nécessaire.

3) Leg Circles (2 minutes)

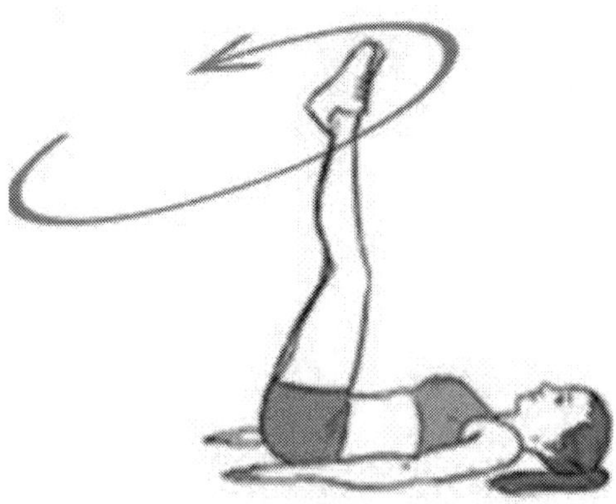

- Allongez-vous sur le sol, le côté tourné vers le mur, en plaçant vos jambes à angle droit contre le mur.
- Soulevez la jambe la plus proche du mur.
- Effectuez des cercles avec votre jambe, en gardant l'abdomen contracté et en contrôlant vos mouvements.
- Faites des cercles pendant 1 minute dans une direction, puis changez de direction pendant 1 minute.

4) Wall Push-ups (1 minute)

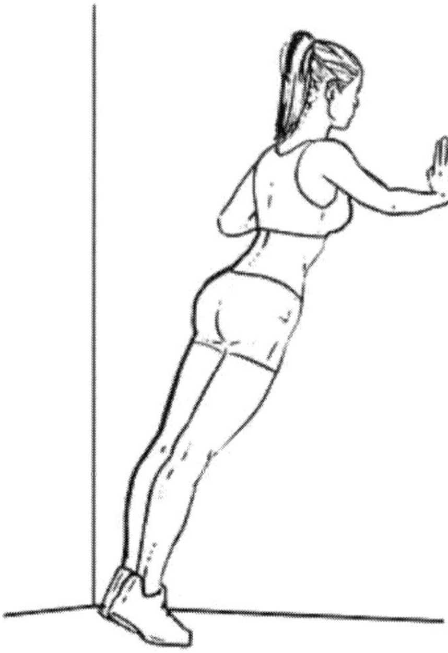

- Placez vos mains contre le mur au niveau des épaules et alignez vos pieds avec vos mains.
- Faites des pompes contre le mur en gardant le corps droit et les abdominaux contractés.
- Pousser contre le mur pour revenir à la position de départ.

5) Wall Angels (1 minute)

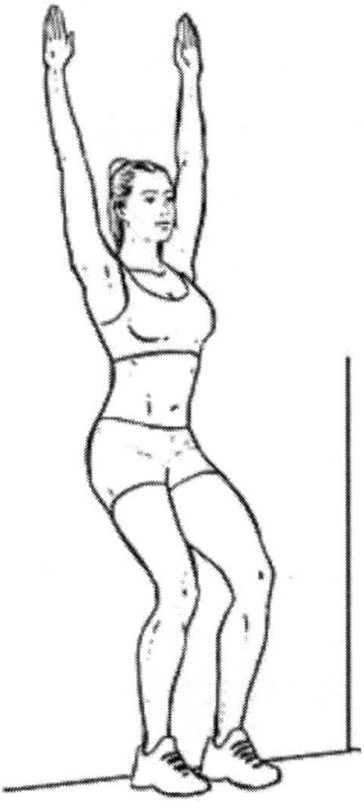

- Appuyer le dos et les fesses contre le mur, fléchir légèrement les genoux.
- Levez les bras vers le haut, en gardant les coudes et les poignets en contact avec le mur.
- Effectuez de petits mouvements de bras vers le haut et vers le bas, comme des ailes.
- Continuer pendant 1 minute.

DÉFI DE 21 JOURS

Sur la base des exercices que nous venons de voir, voici le défi du Pilates au mur en 21 jours, dans le but de progresser progressivement et d'améliorer votre force, votre souplesse et votre posture. Le défi consiste à exécuter la routine de 10 minutes que nous avons créée ensemble pendant 3 semaines consécutives. Chaque semaine, il y aura quelques petits ajustements pour rendre le défi plus stimulant. N'oubliez pas d'être à l'écoute de votre corps et d'adapter le défi à vos capacités et à vos limites.

Semaine 1 (jours 1 à 7) :

Exécutez la routine de 10 minutes que nous avons créée ensemble en suivant le programme proposé.

Semaine 2 (jours 8 à 14) :

Conservez le programme de 10 minutes, mais ajoutez une série supplémentaire pour chaque exercice (par exemple, 2 séries de Wall Roll Down, 2 séries de Wall Angels, etc.)

Semaine 3 (jours 15 à 21) :

Augmentez la durée des exercices à 15 minutes en augmentant la section que vous préférez : Échauffement, Exercices ou Étirements.

Objectif supplémentaire (en option) :

Si vous vous sentez particulièrement motivé et que vous voulez rendre le défi encore plus stimulant, vous pouvez essayer de tenir certaines positions un peu plus longtemps ou d'augmenter le nombre de répétitions dans chaque série. Par exemple, vous pouvez essayer de tenir la position Wall Squats pendant 45 secondes au lieu de 30 secondes ou effectuer 15 Wall Push-ups au lieu de 10.

N'oubliez pas d'écouter votre corps et de faire des ajustements si vous ressentez des douleurs ou une fatigue excessive. Veillez à inclure des jours de repos dans votre défi pour permettre à votre corps de récupérer.

Bonne chance et profitez du défi du Pilates au mur en 21 jours ! Avec de la persévérance et de l'engagement, vous verrez certainement des progrès dans votre bien-être physique et mental.

CONSEILS PRATIQUES

Voici quelques conseils pratiques pour rester motivé et atteindre votre objectif pendant les 28 jours du Pilates au mur challenge:

1. **Fixez des objectifs réalistes** : assurez-vous que vos objectifs sont réalisables et réalistes. Un objectif clair vous aidera à rester concentré et motivé pendant le défi.

2. **Tenez un journal** : gardez une trace de vos progrès et de vos sentiments pendant le défi. Le fait d'écrire vos pensées, vos sensations physiques et vos réalisations vous aidera à rester motivé et à constater vos progrès au fil du temps.

3. **Impliquez un ami** : relevez le défi avec un ami ou un membre de votre famille. Le fait d'avoir un partenaire d'entraînement vous apportera un soutien mutuel et rendra l'expérience plus amusante.

4. **Récompensez-vous** : établissez de petites récompenses pour vous-même chaque fois que vous atteignez une étape importante au cours du défi. Il peut s'agir de petites choses que vous aimez, comme une friandise ou du temps libre.

5. **Planifiez vos séances d'entraînement** : Fixez une heure précise pour vos séances de Pilates et respectez votre engagement comme s'il s'agissait d'un rendez-vous important. La régularité vous aidera à rester constant et à intégrer l'exercice à votre routine quotidienne.

6. **Variez les exercices** : Chaque semaine, essayez de varier les exercices pour que l'entraînement reste intéressant et stimulant.

7. **Visualisez les résultats** : Imaginez ce que vous ressentirez et la satisfaction que vous éprouverez lorsque vous aurez atteint votre objectif. La visualisation de résultats positifs peut être une excellente source de motivation.

8. **N'oubliez pas le pourquoi** : Gardez toujours à l'esprit la raison pour laquelle vous avez commencé le défi. Qu'il s'agisse d'améliorer la santé, d'accroître la souplesse ou de se sentir mieux dans sa peau, le fait de garder le pourquoi à l'esprit vous aidera à surmonter les obstacles et à persévérer.

9. **Restez positif** : concentrez-vous sur les aspects positifs de vos progrès et ne vous laissez pas abattre par

les jours où vous vous sentez moins motivé. Chaque pas en avant compte !

10. **Célébrer le succès final** : à la fin du défi de 21 jours, célébrez votre succès et vos réalisations. Soyez fier de votre engagement et de vos efforts.

Rappelez-vous que la clé du maintien de la motivation est un engagement et une détermination constants. Ne vous préoccupez pas trop des obstacles qui se dressent sur votre route. L'important est de continuer à faire de son mieux et de rester concentré sur l'objectif final. Bonne chance dans votre défi Pilates au mur.

PROGRÈS PERSONNELS

Dans cette section, vous pouvez enregistrer vos progrès au cours des 3 semaines de formation et noter vos réflexions.

INFORMATIONS SUR L'AUTEUR

Emma possède une formation et une expérience approfondies en Pilates.

Cette expertise lui permet de créer des séances d'entraînement bien structurées et personnalisées, adaptées aux besoins et aux niveaux de chaque élève.

Ses instructions sont claires et précises, ce qui garantit que les élèves comprennent et exécutent les exercices correctement. Sa présence rassurante et encourageante crée un environnement positif et inclusif dans la classe, permettant aux étudiants de se sentir à l'aise et d'exprimer librement leurs préoccupations.

Printed by Amazon Italia Logistica S.r.l.
Torrazza Piemonte (TO), Italy

53097689R00020